Te 1ſ1
1352

I0000745

PROPRIÉTÉS MÉDICINALES

DES DIVERSES ESPÈCES

DE SAULES,

Par Téléphe P. Desmartis,

DOCTEUR-MÉDECIN,

CORRESPONDANT DE LA SOCIETÉ MEDICALE D'EMULATION DE MONTPELLIER.
TITULAIRE DE LA SOCIETÉ DE MÉDECINE ET DE CHIRURGIE PRATIQUES DE LA MÊME VILLE;
MEMBRE DE LA SOCIÉTE MÉDICALE D'ÉMULATION DE LA GIRONDE,
MEDECIN DU 4.e BUREAU DE BIENFAISANCE DE BORDEAUX.

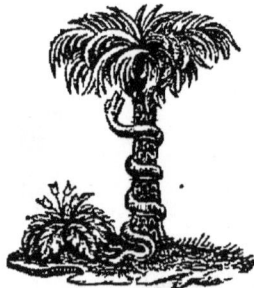

A Bordeaux,

TYPOGRAPHIE DE TH. LAFARGUE, LIBRAIRE,

RUE PUITS DE BAGNE-CAP, 8.

1852.

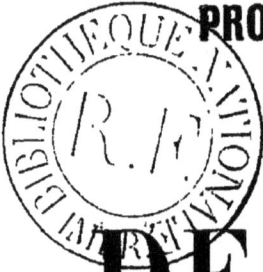

PROPRIÉTÉS MÉDICINALES

DES DIVERSES ESPÈCES

DE SAULES;

Par M. Télèphe P. DESMARTIS,

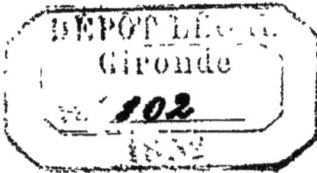

Docteur-Médecin.

BIBLIOTHÈQUE NATIONALE
R. F.

DÉPÔT LÉGAL
Gironde
N° 102
1857

T 3764.
Djba.

Le Saule, cet arbre si répandu et si commun sur le bord des rivières, des ruisseaux et dans tous les terrains humides, possède des propriétés fort utiles. C'est un des meilleurs toniques; il est astringent, emménagogue; c'est un des plus puissants anti-périodiques, il passe aussi pour vermifuge. Nous ajouterons qu'il est diurétique et qu'il occasionne souvent une diurèse des plus abondantes.

Comme tonique, le saule peut parfaitement remplacer le quinquina, et doit même en certaines circonstances lui être préféré, parce qu'il ne procure point de ces phlegmasies internes que cause l'écorce du Pérou toutes les fois qu'il y a une prédisposition ou un commencement d'inflammation. Chez les sujets lymphatiques ou scrofuleux, la décoction de *salix* employée concurremment en bains et à l'intérieur, produit un bien-être qu'on n'osait plus espérer. Le saule renferme de l'iode, et c'est à cet élément peut-être plus qu'à la salicine, à la corticine et à ses autres principes, qu'il doit ses propriétés anti-scrofuleuses.

M. Cazin (1) le dit, avec raison, très-utile dans l'atonie du tube digestif, dans les hémorragies passives, dans les flux muqueux atoniques et surtout dans la leucorrhée ; toutes nos observations tendent à corroborer ce qu'a avancé M. le docteur Cazin. Nous nous sommes servi avec le plus grand avantage de la décoction de saule dans la ménorrhagie passive. Administrée en bains et à l'intérieur, elle a fait disparaître des leucorrhées abondantes, rebelles à d'autres médicaments, et elle a rétabli une tonicité convenable. Dans des cas de dysménorrhée et surtout chez les jeunes filles peu ou point menstruées, la tisane et les bains produisent des effets héroïques. La propriété astringente du *salix* occasionne nécessairement de la constipation qu'il faut modifier par des laxatifs. Des blennorhées excessivement anciennes et qui étaient regardées comme incurables ont été taries par les mêmes moyens que la dysménorrhée ; seulement, nous avons ajouté l'emploi de la décoction en injection.

Haller avait conseillé la même décoction en bain, pour remédier à la débilité des membres inférieurs des enfants. C'est un moyen que nous employons souvent, surtout depuis que nous sommes médecin au Bureau de Bienfaisance. Les enfants lymphatiques et sans maladie à caractère inflammatoire s'en trouvent bien ; mais il est loin d'en être ainsi de ceux qui sont d'un tempérament sanguin ou qui ont des affections dans lesquelles le principe d'inflammation prédomine ; alors l'emploi du saule produit, au contraire, des tournoiements de tête, des sortes de migraine, des congestion scéphaliques ; il en est de même chez les adultes.

Disons encore, que dans certaines convalescences nous prescrivons, comme tisane, la décoction de saule préféra-

---

(1) *Traité pratique et raisonné des plantes indigènes.* 1850.

blement à celle de quinquina, parce qu'elle n'agit nullement d'une manière irritante. Cette tisane, quoique amère, peut être rendue agréable et modifiée suivant les circonstances, au moyen de sirop convenable que l'on varie pour éviter le dégoût et la répugnance que finirait par éprouver le malade.

Au mois d'Avril 1851, nous fûmes appelé auprès de la femme Saby, âgée de 39 ans, d'un tempérament lymphatique, d'une constitution débile. Elle habite avec sa famille, aussi honnête que malheureuse, une chambre très-peu saine, dans une impasse du quartier St -André. Elle était sur le point de sevrer son dernier enfant et se trouvait atteinte d'une pleurésie accompagnée de symptômes fort graves. L'état de faiblesse et l'anémie de cette femme, fut selon moi, une contre indication des antiphlogistiques. De doux purgatifs produisirent l'effet sédatif que je désirais obtenir, et un vésicatoire sur le point douloureux, fit disparaître le mal en peu de jours. A peine le point pleurétique fut-il passé, que le lait qui s'était tari revint avec abondance et fatigua beaucoup la malade. Je prescrivis pour tisane une forte décoction de *Salix alba*, édulcorée avec du sirop de raffinerie; dès la nuit suivante, les urines devinrent copieuses et la proprieté tonique du médicament se manifesta par les forces qui revinrent le flux caténial reparut et fut depuis plus abondant que par le passé. Seulement, il fallut, par des moyens appropriés, faire cesser la constipation qui résulta de l'ingestion du *salix*.

Luders a regardé le saule comme éminemment anthelminthique, surtout lorsqu'il est employé en injection anale. Harthman (1) et M. Cazin (2), se sont assurés que le saule

(1) *Dissert. de virtut. salicis folio laureæ anthelmint.*—Francf., 1781.

(2) *Trait. des plant. ind.*— Paris, 1850.

à feuilles de laurier était préférable comme vermifuge. A l'extérieur, l'écorce de saule blanc est employée soit en décoction, soit en poudre contre les ulcères atoniques ou fongueux, contre la gangrène et la pourriture d'hôpital. A cet égard, elle se rapproche du quinquina et agit de la même manière. J'ai fréquemment mis en usage, dit M. Cazin, cette écorce en décoction comme antiseptique; j'ai pu arrêter promptement la gangrène dans un cas d'érysipèle phlegmoneux occupant toute la jambe gauche, chez un vieillard cacochyme. âgé de 69 ans, cultivateur au village de Besinghen, par cette seule décoction très-concentrée, en fomentation, sur toute l'étendue du membre, et en injection dans les sinuosités causées par la fonte suppura-toire du tissu cellulaire et le décollement de la peau qui ont toujours lieu dans cette affection (1).

Nous pouvons dire, nous aussi, avoir soigné au mois de Septembre dernier, le nommé L...., menuisier, demeurant rue du Peugue, que nous vîmes en consultation avec M. le docteur Augey. Cet homme, d'une obésité extrême, s'étant heurté le mollet contre un morceau de bois, n'éprouva sur le moment qu'une douleur fort tolérable; mais deux ou trois jours après, sa jambe devint énorme, très-douloureuse et fut envahie par un érysipèle qui gagna le pied et la cuisse. Toute la jambe eut bientôt l'apparence d'un vaste phlegmon phlycténoïde. Les antiphlogistiques et les drastiques, quoi-que employés largement, ne parurent pas diminuer le mal. La tuméfaction, la douleur persistaient toujours ainsi que l'aspect gangréneux. Le gros orteil devint noir, parcheminé, infiltré de pus et ayant tout l'aspect de la gangrène sénile. Nous employâmes une pommade composée d'axonge 16 grammes, onguent double d'hydrargyre 16 'gram., extrait

---

(1) Loc. cit.

thébaïque 5 gr., extrait de belladone 5 gr. en fomentation. Cette pommade calma les douleurs et laissa le malade reposer pendant la nuit, mais tous les caractères de l'érysipèle phlegmoneux persistaient. Nous songeâmes à enrayer le mal par des lotions faites *alternativement* avec le sulfate de fer et le *salix* très-concentré. Le lendemain, l'érysipèle était moins intense et peu après il se trouva circonscrit à la jambe; les lotions furent continuées. Les bulles qui s'étaient formées furent percées pour dégager la sérosité qu'elles renfermaient et furent injectées avec la décoction de *salix*. La partie malade, raclée sur certains points, laissa voir que la mortification était encore assez superficielle. On saupoudra de saule, et au bout de quelques temps, le malade se trouva parfaitement guéri.

Nous ne prétendons pas dire qu'ici le *salix* ait été le principal agent curateur, mais nous croyons qu'il y avait sa place pour arriver à la guérison; car si la pommade narcotisante et antiplastique agissait contre l'élément de douleur, si le sulfate de fer avait une action comme neutralisant de l'érysipèle, de même aussi le *salix* avait été tonique et antiseptique.

Les chatons de saule en fleurs exhalent une odeur agréable ; ils sont calmans et hypnotiques et l'on peut en préparer une eau distillée assez analogue à celle des fleurs de tilleul (1).

Là ne se bornent pas encore les propriétés du saule. C'est sur le bord des rivières, dans les endroits marécageux que les effluves paludéennes causent tant de fièvres intermittentes ; c'est là aussi que le saule (2) croît de prédilection :

_____

(1) *Dict. des sc. méd.* (en 60 vol.), éd. de Paris, 1820.

(2) Le saule tire son nom générique du celte *sal* proche, et de *is* eau.

un remède puissant se trouvait presque en contact avec le mal pour le neutraliser; c'était aux médecins et aux chimistes de savoir le découvrir et l'employer.

Des médecins distingués, Stone, Gunz, Gerhard, Gilibert, Mayer, Harthmann, etc., obtinrent toujours de très-grands succès dans les fièvres de types différents par l'emploi de l'écorce des saules. Haller, Allioni préconisèrent aussi ce médicament.

« Dans les fièvres intermittentes, dit Barbier (1), l'écorce du saule s'est montrée un puissant remède. L. Wilkinson vient de préconiser le mérite de cette écorce; il assure en avoir constaté l'efficacité; il ne balance pas à la regarder comme supérieure au quinquina ».

Plusieurs praticiens, vers la fin du dernier siècle, et au commencement de celui-ci, rapportent un bon nombre de succès. Stone a guéri plus de cinquante fébricitants. D'après MM. Coste et Willmet, aucune fièvre intermittente n'aurait résisté à ce médicament (2).

Enfin, les observations de J. Gauzius, Kœnig, Burtin, confirment ces bons résultats.

En 1818, elle était préférée au quinquina par les médecins. D'après Gouan (3), ancien professeur de Montpellier, tous les *salix* ont les mêmes propriétés. Burtin (4), Planche (5), ont obtenu encore beaucoup de succès du saule, et ils l'ont vu aussi réussir dans des cas où le quinquina avait échoué. Clossicus et M. Barbier, d'Amiens, vantent également l'écorce de *salix*, non-seulement contre les

---

(1) *Matière méd.*, Tom. I.er
(2) Citat. de Galtier, *Mat. méd.*, Tom I.er
(3) *Traité de Botanique*, article : Salix vitellina.
(4) Mémoire couronné par l'Académ. des Sciences de Bruxelles.
(5) *Bullet. de ph.*, Tom. I.er

fièvres, mais encore contre d'autres maladies périodiques.
M. Cazin assure ne se servir que rarement du quinquina et
être parfaitement heureux dans ses cures ; mais, malgré
l'observation rapportée par M. Monnier, d'Apt, constatant
une guérison de fièvre pernicieuse par l'usage du saule, il
ne peut avec raison se décider, dans ce cas si grave, à re-
noncer au quinquina.

Nous-même, nous possédons plusieurs observations rela-
tivement à la guérison des fièvres intermittentes par l'emploi
du saule. Pendant l'automne de 1850, nous nous trouvions
à Saint-Loubès (Gironde), où nous prescrivîmes la décoction de saule à un jeune cultivateur d'environ seize ans,
atteint de fièvres quotidiennes depuis un mois. Le malade
but trois ou quatre tasses de cette décoction chaque jour,
et en moins d'une semaine, la fièvre disparut pour ne plus
revenir.

Nous prescrivîmes, avec un égal succès, cette même décoction à une femme débilitée par des fièvres tierces qu'elle
avait depuis trois mois, lesquelles avaient résisté, non au
quinquina qui n'avait pas été administré, mais à une foule
de décoctions amères et toniques.

Nous avons soigné le nommé J....., soldat en congé de
maladie. J...., arrivait de la Corse et était atteint de fièvres
qui de temps à autre changeaient de type, mais conser-
vaient toujours la même intensité. Il était saturé de sulfate
de quinine et d'arsenic. L'air natal qu'on lui avait conseillé
ne procurait aucune amélioration malgré de nouvelles mé-
dications. Trois litres de décoction de saule, édulcorée, qu'il
a pris dans une semaine, l'ont débarrassé de son mal, et
pour plus de précaution pendant environ un mois, il en a
pris un litre par semaine.

Nous possédons une autre observation assez saillante,
relative également à un soldat venant d'Algérie. Celui-ci

n'avait point pris d'arsenic, mais il était aussi fatigué par
le quinquina que par la fièvre. La décoction concentrée de
saule l'a guéri. Dans bien des circonstances, nous avons
prescrit le saule contre les affections périodiques et jusqu'ici
nous n'avons qu'à nous en louer. Pour que la fièvre ne re-
vienne pas, il faut après sa disparition, comme Sydenham
le faisait pour le quinquina, continuer à user de la décoction une huitaine de jours ; il est même prudent d'y revenir
de loin en loin.

M. Cazin conseille contre les fièvres automnales rebelles,
avec bouffissure, engorgement splénique : le vin de saule
additionné de sel marin, dans la proportion de 1 gramme
pour cinq grammes de poudre de cette écorce. Ce médecin
distingué, associe à l'écorce de saule, dans les cas d'hydro-
pisie accompagnant les fièvres intermittentes, la racine de
raifort sauvage ou celle de bryone à dose diurétique et
légèrement laxative, les baies de genièvre concassées et la
semence de moutarde blanche infusée dans du vin blanc,
de la bière ou de bon cidre.

D'après les nombreuses observations de M. Cazin, le
décocté de cette écorce serait préservatif des fièvres atta-
quant les personnes soumises aux influences miasmatiques.
Ces faits méritent au plus haut degré de fixer l'attention des
médecins philanthropes.

Dioscoride a prétendu que l'usage habituel des feuilles
de saule en décoction rendait les femmes stériles ; nous
pensons que cette stérilité n'est occasionnée que par les
propriétés emménagogues du saule. Bien que la vertu anti-
aphrodisiaque semble peu s'accorder avec les propriétés
toniques, Anazarbe, Ettmuller et autres, ont conseillé le
suc des feuilles de cet arbre contre la nymphomanie. Pour
nous, nous avons remarqué que certaines femmes hystéri-
ques, chlorotiques et ardentes, devenaient plus calmes

après l'usage de la décoction de saule en bain et en tisane ;
mais était-ce par un effet direct sur l'organe passionnel ou
par la tonicité générale de l'économie qui, en rétablissant
l'équilibre, faisait disparaître cet orgasme ?

Tous les *salix* renferment les mêmes principes, seulement à une dose différente : de là, leur action plus ou moins
énergique. Les *salix alba* et *viminalis* sont ceux dont nous
nous sommes servi le plus souvent et avec le plus d'avantage. La décoction, pour avoir une action convenable, doit
être concentrée et fortement colorée en rouge. C'est l'écorce
des branches de deux à trois ans qu'on doit employer, ou
même les jeunes rameaux, en ayant soin alors de les cou-
per et de les fendre.

Les principes que renferme le saule sont nombreux :
c'est, 1.º la salicine, qui contribue le plus à ses propriétés
toniques et anti-périodiques ; 2.º les acides salicileux et
saciliques, des sels (salicilites et salicilates), sels et acides
qu'on n'a pu en extraire directement, mais que l'art peut
produire. C'est à eux que sont dues les propriétés diu-
rétiques du saule ; 3.º l'acide gallique et le tannin qui
donne la vertu astringente ; 4.º l'iode qui contribue à
rendre le genre *salix* anti-strumeux ; 5.º la rutile ou peut-
être plutôt un autre principe particulier qui colore la décoction en rouge ; 6 º enfin, la corticine, des matières rési-
neuses et d'autres substances extractives que la chimie et
encore plus la thérapeutique sont loin de bien connaître

SALICINE. — De même que Pelletier et Caventou avaient
découvert dans le quinquina un principe dans lequel rési-
dent ses propriétés fébrifuges, de même vers 1825, Buchner,
en Allemagne, Fontana, Rigatelli, en Italie, soupçonnèrent
après des expériences chimiques, qu'un principe particulier,
était aussi contenu dans le cortex du saule. En 1829 ou
1830, M. Leroux, pharmacien à Vitry-le-Français (Marne),

parvint à l'isoler complètement, le prit pour un alcaloïde et lui donna le nom de *Salicine*. Ce principe fut employé avec succès dans le traitement des fièvres intermittentes. Quelques années plus tard, M. Braconnot, de Nancy, sachant qu'aux États-Unis on employait comme anti-périodique l'écorce du *Populus tremuloides*, conçut l'espoir de trouver un autre principe extractif fébrifuge dans le *Populus tremula :* il y rencontra la salicine.

La salicine (1) est un principe non azoté, ni acide, ni alcalin. Ce n'est point un alcaloïde comme on l'avait supposé d'abord, parce qu'elle ne renferme point d'azote, élément qui existe toujours dans ces bases alcalines végétales; conséquemment, elle ne se combine pas avec les acides, mais elle se dissout avec eux pour former de simples mélanges. Elle fond à 120° et devient par le refroidissement une masse cristallisée ; en chauffant au-dessus du degré de fusion, elle prend un aspect résinoïde, une consistance cassante et devient d'un jaune citrin. Si on élève plus encore la température, la salicine se décompose et donne un produit acide et d'huile empyreumatique. Cent parties d'eau froide dissolvent 5 parties $^6/_{10}$ de salicine ; l'eau bouillante et l'alcool la dissolvent entièrement, mais elle est insoluble dans l'éther et dans les huiles fixes. L'acide sulfurique concentré dissout la salicine, la colore en rouge ponceau, et si on ajoute de l'eau, il se produit un précipité rouge, que M. Braconnot a appelé *rutile*. L'acide chlorhydrique bouillant résinifie la salicine. Un mélange d'ammoniaque et d'acétate de plomb la précipitent de sa dissolution. Les solutions de

---

(1) La salicine est une substance sur laquelle on a fait récemment beaucoup d'expériences, et comme elles sont éparses dans divers ouvrages spéciaux, j'ai cru qu'il était bon de les rassembler ici.

tannin, de noix de Galle, d'alun, d'émétique, de sous-acé-
tate de plomb, ne la précipitent nullement de son *solutum*.
La salicine bouillie avec l'acide sulfurique et l'acide chlorhydrique faibles, produit un corps nouveau, découvert par
M. Péria, et nommé *salicitine*. Les acides étendus et la
synaptase transforment la salicine en glucose et en une
nouvelle substance que M. Péria a appelé *saligénine*. Sou-
mise à l'action du chlore, elle forme trois autres corps :
la chlorosalicine, la bichlorosalicine et la perchlorosalicine.

La salicine peut former deux acides : c'est l'acide salicileux appelé aussi *hydrure de salicyle*, *acide spiroïleux*,
huile de fleurs de Reine des prés (1) et l'acide salicylique.
Ces acides combinés avec ces bases forment une foule de
sels. Nous citerons les salicylates de potasse, d'ammoniaque,
de baryte, de chaux, de plomb, d'argent. M. Cahours a
obtenu un éther salicylique qui a la propriété de se combiner
avec les bases pour former aussi de véritables sels.

M. Andral a reconnu par de nombreux essais l'efficacité
fébrifuge de la salicine. M. Magendie la considère comme
éminemment fébrifuge et aussi efficace que la quinine et la
cinchonine (2). La dose a été généralement portée de 20
grains à 50 ; selon M. Miquel à quelque dose qu'on l'ait administrée, elle n'a point été rejetée comme cela arrive souvent après l'ingestion des différentes préparations de quinquina, elle n'a point causé non plus comme la quinine, ces
irritations d'estomac si appréciables lorsqu'on exerce la
moindre pression sur l'épigastre ; elle n'a pas augmenté la

---

(1) « L'identité de l'hydrure de salicyle avec l'huile des fleurs
de Reine des prés, a été démontrée par MM. Dumas et Ettling ».
(Pelouze et Fremy, *Cours de chimie générale*, Tom. 3, pag. 511).

(2) Galtier, *matière médicale*, Tom. 1er.

diarrhée, elle n'a pas même occasionné de colique ni de trouble dans l'abdomen. Cette action devra surtout la faire préférer au sulfate de quinine pour les malades déjà affaiblis et ayant des irritations gastriques ou intestinales ». M. le docteur Gérardin, dans une lettre communiquée à l'Académie royale de médecine (séance du 1er Décembre 1829) dit avoir employé avec succès, dans deux cas de fièvres intermittentes, le *sulfate de salicine*, c'est-à-dire, la solution de la salicine dans l'acide sulfurique étendu. M. Miquel rapporte huit cas de guérison de fièvres intermittentes de divers types par l'emploi de la salicine (1) ». Les fièvres ataxiques avec des redoublements journaliers qui leur donnent un caractère rémittent, trouveront aussi dans la salicine un secours d'un haut prix. L'expérience ne me permet pas, dit M. Barbier (2), de prendre un ton d'affirmative ; mais j'ai vu, sur M.me la Supérieure de l'hôtel-Dieu d'Amiens, qui avait une fièvre ataxique, le sulfate de quinine ne pas suspendre des paroxysmes qui revenaient tous les jours à midi et qui entretenaient pendant longtemps une exaspération alarmante de tous les accidents. Après trois essais infructueux, je fis donner la salicine au lieu de sulfate de quinine; dès le premier jour il y eut une amélioration notable, le redoublement fut moins long et moins fort; la maladie qui était très-grave se termina heureusement.

M. le docteur Seure (3) et d'autres praticiens se sont servis avec avantage de la salicine contre les névralgies intermittentes.

D'après les expériences du docteur Busch de Brémen, l'action tonique de la salicine s'exerce plus particulièrement sur

---

(1) Richard, *Histoire naturelle méd.*, Tom. III, p. 184, 3.e édit.
(2) Barbier, *Traité de matières méd.*, Tom. 1.er, 4.me édition.
(3) *Journ. des conn. méd. chir.*, 1834, pag. 40.

les muscles que sur les artères, car il n'a pas remarqué d'accélération dans le pouls ; parfois l'action sur le cerveau, sur les sens et principalement sur la vue a été sensible. Sur les muqueuses, la puissance tonique de ce médicament s'est montrée manifeste ; des sécrétions abondantes ont été taries. Si d'après M. Busch la salicine ne jouit d'aucune vertu tonique, ni diaphorétique, nous pouvons assurer que la décoction de l'écorce des salix a une propriété diurétique bien marquée due, comme nous l'avons dit, aux acides salicileux, salicilique et aux sels de ces acides.

Enfin, mon père et moi avons constaté dans une foule de circonstances l'efficacité de la salicine, mais néanmoins nous préférons généralement la décoction concentrée du saule.

Préparations et doses.

Ecorce de saule........ A l'intérieur 30, 60 et 100 grammes et plus par kilog. d'eau.

Poudre................ 10, 30, 50 et plus en bols, électuaire, dans du vin, du cidre, etc.

Teinture............... une partie de salix sur 4 d'alcool et l'on met 10, 20, 30, 50 grammes dans une potion.

Extrait par infusion. (1 sur 10 d'eau).
Extrait par décoction. (1 sur 8 d'eau). } 10, 30, 50 gram.
Extrait alcoolique..... (1 sur 6 d'eau). en potion.

A l'extérieur la décoction peut servir pour lotions, injections, gargarismes, lavements.

Le jus exprimé est un excellent tonique et les feuilles pilées ou hachées peuvent être employées en cataplasme. Le *Salix viminalis* est celui qui, exprimé, donne le plus de jus.

Salicine. A l'intérieur, on la donne depuis un gramme jusqu'à dix par jour, en bols, pilules, dissolution.

Le sirop de salicine se prescrit dans une potion à la dose de 30 à 60 grammes pour la journée.

A l'extérieur, de 1 gramme à 10 grammes par la méthode en dermique.

Les substances incompatibles avec le saule et la salicine sont : la gélatine, les sels de fer, les carbonates de potasse et d'ammoniaque, l'eau de chaux, etc.

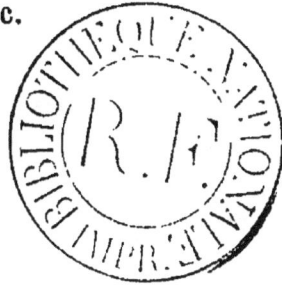

BORDEAUX,

Imprimerie de **TH. LAFARGUE**, *Libraire*,

Rue Puits de Bagne-Cap, 8.

1852.

www.ingramcontent.com/pod-product-compliance
Lightning Source LLC
Chambersburg PA
CBHW050412210326
41520CB00020B/6572

* 9 7 8 2 0 1 3 7 3 7 1 3 5 *